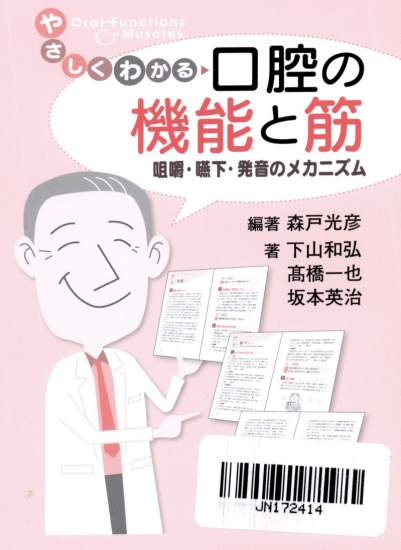

Oral Functions & Muscles

やさしくわかる 口腔の機能と筋

咀嚼・嚥下・発音のメカニズム

編著 森戸光彦
著 下山和弘
　　髙橋一也
　　坂本英治

医歯薬出版株式会社

■**編著者**（敬称略）

森戸　光彦：鶴見大学名誉教授

■**著者**（敬称略，執筆順）

下山　和弘：東京医科歯科大学名誉教授
髙橋　一也：大阪歯科大学高齢者歯科学講座教授
坂本　英治：九州大学病院顎顔面口腔外科口腔顔面痛外来講師

This book is originally published in Japanese
under the title of :

YASASHIKU WAKARU KOKU-NO KINO-TO KIN
SOSHAKU/ENGE/HATSUON-NO MEKANIZUMU

(Simplified Guidebook of Oral Functions and Muscles
Mechanisms of Chewing, Swallowing, Pronunciation)

Editor :

MORITO, Mitsuhiko
　Emeritus Professor, Tsurumi University

© 2018　1st ed.

ISHIYAKU PUBLISHERS, INC.
　7-10, Honkomagome 1 chome, Bunkyo-ku,
　Tokyo 113-8612, Japan

まえがき

老年人口（高齢者人口）は，2040年まで増え続けると予想されています．また，総人口の減少を伴うので老年人口割合（高齢化率）は2070年まで増加するといわれています．現在その値は27%強ですが，最終的には約40%にまでなるという予測値が提示されています．

高齢者においては，年齢が高くなるにしたがい，口腔機能が低下するという報告があります．医療や介護の現場では，口腔機能が低下することによるさまざまな問題が挙げられます．咀嚼・嚥下・発音機能の低下により，低栄養・コミュニケーション能力低下・嚥下障害などが惹起されます．それらの機能は，神経筋機構のなかの複合した不具合を生じています．これらの状況に関わる多くの専門職種には，知識の共有が求められます．とくに口腔領域の専門家である歯科医師や歯科衛生士は，先頭に立って関わることから，それらの基礎的認識が必要となります．

解剖に関する書籍は多くありますが，単なる組織や解剖ではなく，営まれる機能と，その運動を織りなす筋の相関を示した書籍は多くありません．とりわけ，歯科領域の咀嚼，嚥下，発音（構音）運動に着目し，運動を構成する筋を図示する，あるいは機能障害とその影響を受ける筋等を解説した書籍は類をみないといえます．本書はこれらについて取り上げ，口腔機能管理に対する意識の高まるなか，その基礎的な背景因子を整理していきます．ただし神経支配までは記述してありません．それぞれの筋に対する支配神経は，機能ごとに違うわけではないので，口腔解剖学，口腔生理学などの書籍を参考にして頂ければと思います．

現場で頑張っている歯科医師や歯科衛生士のポケットマニュアルとして，歯学部や歯科衛生士養成校の学生の参考書としても活用して頂ければと願っています．

　2018年3月吉日　　　　　　　　　　　　　森戸光彦

やさしくわかる 口腔の機能と筋
咀嚼・嚥下・発音のメカニズム

CONTENTS

まえがき……………………………………………………森戸光彦　3

解 説 編

咀 嚼……………下山和弘　8

1 咀嚼−かむこと−………………8

2 咀嚼周期（咀嚼サイクル）…9

3 咀嚼に関わるおもな筋……9
　1−舌骨上筋（群）…9　2−咀嚼
　筋…9　3−口輪筋と頬筋…10
　メモ 筋の基礎知識…10
　4−舌筋…11

4 顎運動時に働く筋…………11
　1−開口運動に関与する筋…11
　2−閉口運動に関与する筋…11
　3−前方運動および側方運動に
　　関与する筋…………12

5 咀嚼時の舌運動…………12

6 咀嚼時の軟口蓋の動き……13

嚥 下…………高橋一也　14

1 嚥下に関わるおもな筋…14
　1−舌筋…14　2−口蓋筋…14

　3−舌骨筋群…14　4−咽頭筋
　…14　5−喉頭筋…15

2 嚥下運動………………15
　1−口腔期：食塊を舌運動によっ
　て口腔から咽頭へと送り込む時
　期…16　2−咽頭期：食塊の
　咽頭通過ならびに食道への送り
　込み…16　3−鼻咽腔閉鎖…17
　4−咽頭への送り込み…17　5
　−喉頭口閉鎖…17　6−咽頭の
　収縮…18　7−食道入口部の
　開大…18　8−摂食嚥下運動
　のステージとイベント…18

発音（構音）…森戸光彦　20

1 口の動きと筋……………20

2 鼻咽腔閉鎖機能…………22
　メモ オーラルディアドコキネシス
　（oral diadochokinesis）…23
　メモ 言語療法…24

COLUMN 筋の不具合についての研究…………坂本英治 25

1 ジストニアとジスキネジア
………………………25
1) ジストニアとは…25 2)ジストニアの病態と臨床的特徴…26
3) ジストニアの治療…26

2 ジスキネジア ……………27
3 フレイルとサルコペニア
………………………27
1)サルコペニアとは…27 2) サルコペニアの危険因子…28
3) 摂食嚥下機能とサルコペニア…29

図 表 編

図 図1～図9：下山和弘
図10～図19：髙橋一也

図1　顎の運動と咀嚼周期…32
図2　舌骨上筋群…33　図3
下顎骨に付着するおもな筋…35
図4　咀嚼筋…36　図5　頬筋
と口輪筋…37　図6　咀嚼時の
頬および舌の動き…38
図7　外舌筋と咽頭筋…39
図8　内舌筋とその周辺の筋…
40　図9　咀嚼時の舌運動…
41　図10　口蓋筋…42　図
11　舌骨下筋群…43　図12
咽頭筋…44　図13　喉頭の構
造と喉頭筋…45　図14　食塊
形成…46　図15　嚥下の開始

(固体)…47　図16　嚥下の準
備(液体)…48　図17　下顎骨
の保持・固定…49　図18　喉
頭口閉鎖…50　図19　摂食嚥
下運動のステージとイベント…
51

表 表1～表5：下山和弘
表6～表9：髙橋一也

表1　舌骨上筋(群)…52　表
2　咀嚼筋…53　表3　口輪
筋と頬筋…53　表4　舌筋…
54　表5　咀嚼時の舌運動…
55　表6　舌骨下筋(群)…56
表7　軟口蓋の筋群…56　表8
咽頭の筋群…57　表9　喉頭
の筋群…58

文献………………………59

索引………………………61

解説編

Text

Oral Functions & Muscles

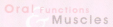
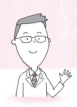

咀嚼 *Chewing*

1 咀嚼－かむこと－

　口のなかに食物を取り込むことを捕食といいます．捕食された食物は咀嚼されます．咀嚼とは，食物をかみ切り（咬断），かみくだき（粉砕），すりつぶし（臼磨），そして唾液と混ぜ（混和），飲み込み（嚥下）が可能な状態にすることです．一般に食事中は，いくつかの食べ物が同時に口腔内に取り込まれるので，咬断・粉砕・臼磨されながら混ざり合います．唾液とも混ざり合うことで，それぞれの食べ物に含まれる味物質が舌の味蕾に運ばれ「味わい」を得ることができるのです．なお，食物が軟らかいときには舌が食物を口蓋に押し付けてつぶし，唾液と混ぜ，嚥下可能な状態にします．摂食嚥下の5期モデルでは準備期（咀嚼期）とよばれています．

　飲み込む（嚥下）前に唾液と混和された食物の塊（食塊）を作ります．食塊を作ることを「食塊形成」といいます．咀嚼中でも食塊形成が行われ嚥下が行われます．すべての食物が嚥下可能な状態になるまで咀嚼は繰り返されます．

　咀嚼の一連の過程を行う能力を咀嚼能力といいます．歯の喪失，補綴装置の装着，唾液分泌の低下など，種々の要因が咀嚼能力に影響します．咀嚼能力の低下が起こると，食物粉砕度の低いままでの食塊の嚥下や咀嚼回数の増加がみられるようになります．

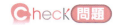

> 1　咀嚼には，どのような運動が含まれる？

2　咀嚼周期（咀嚼サイクル）

　咀嚼のために行う顎の運動を咀嚼運動といいます．上顎と下顎の歯が接触し安定した状態（咬頭嵌合位）から，開口し（開口相），続いて閉口し（閉口相），上顎と下顎の歯が接触する（咬合相）という一連の咀嚼運動を咀嚼周期といいます（*p32*・**図1**）．

　なお，咀嚼運動時などに下顎が外側方に移動する側を作業側，作業側の反対側を非作業側（平衡側）とよびます．また，食物を咀嚼する側を咀嚼側，咀嚼側の反対側を非咀嚼側といいます．

> 1　咀嚼運動を構成する3相には，何がある？

3　咀嚼に関わるおもな筋

　咀嚼には多くの筋が関わっていますが，おもな筋を紹介します．
1—舌骨上筋（群）
　舌骨上筋は顎二腹筋，茎突舌骨筋，顎舌骨筋，オトガイ舌骨筋であり，舌骨の上方にあり舌骨に停止する筋です（*p52*・**表1**，*p33*・**図2**，*p35*・**図3**）．
2—咀嚼筋
　咀嚼筋とは，咬筋，側頭筋，外側翼突筋，内側翼突筋の4筋をいい，下顎骨の運動にかかわる筋です（*p53*・**表2**，*p36*・**図4**）．

咀嚼　9

しかし，「咀嚼に関わる筋」という意味では，舌筋や頰筋を含め多くの筋が関与します．口腔生理学では慣習的に舌骨上筋も咀嚼筋として扱っています[7]．

3─口輪筋と頰筋

表情筋（顔面筋）には多くの筋がありますが，咀嚼と関係が深い筋は口輪筋と頰筋です（*p53*・**表3**，*p37*・**図5**）．口唇のおもな筋は口輪筋です．咀嚼中には食物が口腔外に出るのを防ぎます．頰の深層には頰筋があります．咀嚼時には口腔前庭から食物を咬合面に移動させて上下顎臼歯咬合面間に食物を保持します（*p38*・**図6**）．頰筋，口角下制筋などの表情筋が口角の遠心部に集まり，モダイオラス（口角結節）を形成します．頰筋などが機能的に働くためにモダイオラスが適正な位置にあることが必要です．

ME メモ MO 筋の基礎知識

筋組織の分類

骨格筋（腕や足などの筋），平滑筋（消化管の壁などにある筋），心筋（心臓にある筋）に分けられます．本書では，骨格筋について学びます．

筋の起始，停止

筋は骨格，関節包，皮膚などに付着しています．筋が収縮することにより，付着する骨格，関節，皮膚などを動かします．筋が収縮したときに，動かない付着部位を「起始」，動く付着部位を「停止」とよびます．多くの筋は起始，停止と筋の走行を知ることによって収縮時の作用がわかります．たとえば，咬筋は頰骨弓と下顎骨の間にありますが，収縮すると下顎骨が動きます．咬筋の起始は頰骨弓，咬筋の停止は下顎骨となります．起始，停止，走行から咬筋が収縮すると下顎骨が上方に動くことがわかります．なお，筋の中には表情筋のように起始，停止の区別が難しいものもあります．

4—舌筋

舌筋には，舌の外部に起始をもち舌の内部に停止する外舌筋（群）と起始部も停止部も舌の内部にある内舌筋（群）とがあります（*p54*・**表4**，*p39*・**図7**，*p40*・**図8**）．外舌筋（群）は舌の位置を変える働きがあり，内舌筋（群）は舌の形を変える働きがあります．咀嚼時には舌をかむことなく食物の咀嚼が行われます．舌は下顎運動と協調しながら巧みにその運動を行っています．

Ⓒheck 問題

1　咀嚼に関わるおもな筋群は？

4 顎運動時に働く筋

1—開口運動に関与する筋

開口とは，口を開けること，すなわち下顎骨を引き下げる運動を行うことです．舌骨の下方にある舌骨下筋（群）により舌骨の位置が固定され，下顎骨と舌骨を結ぶ顎二腹筋前腹，顎舌骨筋，オトガイ舌骨筋が収縮すると下顎骨が下方に動きます．このときには閉口するために働く筋（咬筋，側頭筋，内側翼突筋）の活動は抑制されます．口を大きく開けるときには下顎頭の前方移動を伴うため，開口運動には外側翼突筋が働きます．なお，開口時には左右の外側翼突筋（下頭），顎二腹筋，顎舌骨筋が収縮するとする成書もあります[7]．

2—閉口運動に関与する筋

閉口とは，開いた口を閉じること，すなわち下顎骨を引き上げる運動を行うことです．下顎骨に停止をもつ筋のうち，咬筋，内側翼突筋，側頭筋が収縮することによって下顎骨が引き上げられ

ます．このときには開口のときに働く筋（前述の舌骨上筋群や外側翼突筋など）は活動が抑制されます．

3―前方運動および側方運動に関与する筋

前方にある蝶形骨と後方にある下顎骨関節突起などをほぼ水平に結ぶ外側翼突筋が前方運動，側方運動に関わります．左右の外側翼突筋がほぼ同時に収縮すると下顎骨は前方に動きます．下顎骨を後方に戻すのは左右の側頭筋後部の収縮によりますが，顎二腹筋も補助的に働きます．

側方運動では外側翼突筋，内側翼突筋，側頭筋が働きます．たとえば右側の外側翼突筋が収縮すると右側の下顎頭が前方に引かれるので下顎骨は左方へ動きます．左側の外側翼突筋が収縮すると，その逆で下顎骨は右方に動きます．右側の内側翼突筋が収縮すると，下顎骨は左側に引かれます．また左側の側頭筋後部が収縮すると左側の下顎骨筋突起が後方に引かれるため，下顎骨は左方に動きます．

Check 問題

1	開口運動には，どのような筋が関与する？
2	閉口運動には，どのような筋が関与する？
3	前方運動，側方運動には，どのような筋が関与する？

5 咀嚼時の舌運動

咀嚼時の舌の役割としては，①臼歯部咬合面に食物を運ぶ，②咀嚼中に咬合面に食物を保持する，③咀嚼中に咬合面より舌側に落下した食物を咬合面に戻す，④咀嚼中に反対側の歯列の咬合面に食物を運ぶ，⑤嚥下しやすいように唾液と食物を混合する，⑥

軟らかい食物を口蓋に押し付けつぶす，が挙げられます．咀嚼時の舌運動は5相に分けられます（*p55*・**表5**，*p41*・**図9**）．

舌尖を前方に突き出そうとするときには，オトガイ舌筋の収縮による舌の前方移動，横舌筋の収縮により舌の左右径短縮と前方への延長，垂直舌筋の収縮による舌背の凹面化と前方への延長が起こります．

左側に舌をねじるときには，オトガイ舌筋の収縮，垂直舌筋の収縮，横舌筋の弛緩により舌の前方への移動が起こり，さらに左側の舌骨舌筋の収縮と右側の同名筋の弛緩，右側の茎突舌筋の収縮と左側の同名筋の弛緩が起こります．

咀嚼時に，舌側にこぼれた食物を舌の側方運動により臼歯部咬合面に載せ返す際に口蓋舌筋が収縮することで舌根部が挙上し，食塊の咽頭への流入を防止している可能性が指摘されています[12]．

Check 問題

| 1 | 咀嚼時の舌の役割とは？ |
| 2 | 咀嚼時に，舌はどのような動きをする？ |

6 咀嚼時の軟口蓋の動き

咀嚼サイクルの半数において，咀嚼時に軟口蓋は開口とともに挙上し，閉口とともに下降します[13]．軟口蓋の挙上には口蓋帆挙筋の関与が考えられます．準備期（咀嚼期）では軟口蓋の挙上により咽頭腔が完全に閉鎖されることはありません[13]．

Check 問題

| 1 | 咀嚼時の軟口蓋の働きは？ |

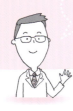

嚥下 *Swallowing*
（送り込み，下顎骨の保持・固定，喉頭挙上）

1 嚥下に関わるおもな筋

1―舌筋

食塊を集めて咽頭に送り込むことには，舌の形を決める内舌筋と舌全体を大きく動かす外舌筋が関わっています．外舌筋にはオトガイ舌筋，舌骨舌筋，茎突舌筋があります（*p54*・**表4**，*p39*・**図7**）．内舌筋には上縦舌筋，下縦舌筋，横舌筋，垂直舌筋があります（*p54*・**表4**，*p40* **図8**）．

2―口蓋筋

軟口蓋は舌との協同で食塊を口腔内に保持し，咽頭後壁と協同で鼻咽腔閉鎖を行います．これらの働きを口蓋帆張筋，口蓋帆挙筋，口蓋垂筋，口蓋咽頭筋，口蓋舌筋などの筋で行っています（*p56*・**表7**，*p42*・**図10**）．

3―舌骨筋群

嚥下時には舌骨につながる喉頭を引き上げるため，舌骨を前上方に引き上げています．舌骨は舌骨上筋群と舌骨下筋群によってその位置を変化させています．舌骨上筋群には顎二腹筋，茎突舌骨筋，顎舌骨筋，オトガイ舌骨筋があります（*p52*・**表1**，*p32*・**図1**）．舌骨下筋群には胸骨舌骨筋，肩甲舌骨筋，胸骨甲状筋，甲状舌骨筋があります（*p56*・**表6**，*p43*・**図11**）．

4―咽頭筋

咽頭を持ち上げる筋と，咽頭を収縮させる筋に分かれます．持ち上げる筋は咽頭部を上下方向に走行しており，茎突咽頭筋，耳

管咽頭筋があります．咽頭を収縮させる筋は，咽頭を輪状に取りまいている筋で上咽頭収縮筋，中咽頭収縮筋，下咽頭収縮筋があります（*p57*・**表8**, *p44*・**図12**）．

5―喉頭筋

喉頭を持ち上げたり下げたり，ある位置に固定するのは舌骨上筋群や舌骨下筋群などの働きですが，喉頭の構成要素を部分的に動かす小さな筋が喉頭筋です．この筋群は嚥下，発声（喉頭原音）時にそれぞれ複雑な動きをします（*p58*・**表9**, *p45*・**図13**）．

Check 問題

1 食物を咽頭に送り込むために必要な筋は？
2 内舌筋，外舌筋に含まれる筋はそれぞれ何？

2 嚥下運動

摂食嚥下運動は，5期（先行期，準備期，口腔期，咽頭期，食道期）に分けることができます．特に，嚥下反射によって起こる，食塊を口腔から胃へ送り込む一連の運搬作業を嚥下運動[15]とい

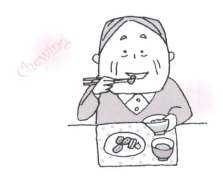

い，以下咀嚼を必要とする際の口腔期・咽頭期における運動と，関与するおもな筋について述べます．

通常の食事では嚥下は咀嚼と密接に関連し，口腔期と咽頭期を区別することは困難であり，口腔咽頭期として取り扱っている成書も散見されます[16]．

1—口腔期：食塊を舌運動によって口腔から咽頭へと送り込む時期 ——舌による食塊の咽頭への送り込み

舌尖は上顎切歯の口蓋側または口蓋前方（硬口蓋に向けて上後方）に押し付けます．オトガイ舌筋は，舌背中央を下方に引き食塊を載せる舌背中央のくぼみを作ります（*p46*・**図14**）．舌を後方に引くのは，茎突舌筋と舌骨舌筋であり，舌後方部は，軟口蓋と接触するまで弓なりに（後上方に）持ち上がります[17]．この動きで食塊は咽頭に押し込まれます（*p47*・**図15**）．この送り込みを，stage II transport とよびます[18]．

この運動は咀嚼中に間欠的に起こり，送り込まれた食塊はその後の咀嚼中，舌根部と喉頭蓋谷部に集積されます．送り込みは咀嚼中にも複数回行われ，嚥下反射が起こる前まで鼻咽腔閉鎖は起こりません[19]．

液体の命令嚥下のように，液体を口腔内にとどめて一気に飲み込むような場合は，液体が咽頭に流れないよう，口腔と咽頭腔の間を舌と口蓋で閉鎖します[20]．いい換えれば，口蓋舌筋と口蓋咽頭筋が軟口蓋を引き下げ，口峡を閉じることになります[7]（*p48*・**図16**）．

2—咽頭期：食塊の咽頭通過ならびに食道への送り込み

下顎骨の保持・固定（p49・図17）

咀嚼中は開口筋である舌骨上筋群と閉口筋である咬筋，側頭筋が交代性に収縮と弛緩を繰り返します．嚥下反射が惹起される直前には閉口筋が収縮し下顎骨が挙上・固定され（咬頭嵌合位での

下顎骨の固定），続いて舌骨上筋群の収縮によって舌骨が挙上されます．

3—鼻咽腔閉鎖（p50・図18）

　口蓋帆張筋と口蓋帆挙筋は口蓋帆を緊張・挙上し，口蓋垂筋によって，口蓋垂と咽頭後壁の接触面積を増加させます．挙上された軟口蓋に対向する咽頭後壁が前方に膨出し（上咽頭収縮筋によるパッサーバン隆起），より緊密に鼻咽腔が閉鎖されます[22, 23]．

4—咽頭への送り込み（p50・図18）

　舌背は前上方に動き，硬口蓋に押しつけられ，口腔と咽頭は遮断されます．

　オトガイ舌筋は舌根を前方に引き，咽頭口部を広げます[17, 25]．

5—喉頭口閉鎖（p50・図18）

　舌骨が舌骨上筋群によって挙上し，その位置で固定されると，甲状舌骨筋の収縮によって甲状軟骨（喉頭）が前上方に引き上げられ，舌骨に近づきます．披裂喉頭蓋筋が喉頭蓋を下方に誘導し，喉頭口は閉鎖されます．また声帯が緊張して声門裂を閉鎖し，呼

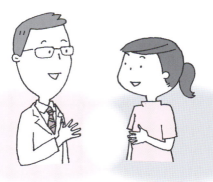

嚥下

吸も停止させ，食塊を気管内に吸い込まないようにしています[24].

6—咽頭の収縮（P50・図18）

上咽頭収縮筋，中咽頭収縮筋，下咽頭収縮筋からなる輪走筋[26]は順次収縮し，食塊を食道へ押し出します．同時に耳管咽頭筋，茎突咽頭筋，口蓋咽頭筋からなる縦走筋は，咽頭を上方へあげ，中咽頭と下咽頭の距離を短縮させます．咽頭を挙上することで梨状陥凹（梨状窩）に貯まった食物を食道に送ります．

7—食道入口部の開大

食道括約筋は初め弱く収縮して食道の入り口を締め付けていますが，食塊通過の際には弛緩して食塊が通りやすくなります．通過後は強く収縮して食塊を押し下げます．

8—摂食嚥下運動のステージとイベント（p51・図19）

摂食嚥下運動は一般的に先行期，準備期，口腔期，咽頭期，食道期に分けられます（5期モデル）が，準備期以降の嚥下運動の流れとそれらに不随して発生するイベントや活動する筋についてまとめました．

前述のように準備期と口腔期は，あたかも一つの流れのように推移するので，stage Ⅰ transport（口腔内輸送期），processing（咀嚼期），stage Ⅱ transport（咽頭への輸送期）という表現でとらえる「プロセスモデル」が提唱されています．

Check 問題

1	摂食嚥下運動を5期に分けると？
2	食塊を咽頭に送り込む際に使われる筋は？
3	鼻咽腔閉鎖に使われる筋は？
4	喉頭口閉鎖の仕組みは？

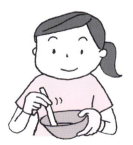

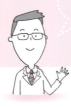

発音（構音）
Pronunciation

1 口の動きと筋

　発音（構音）は，声帯が発した音源を口腔周囲のさまざまな動きで制御しています．

　母音の「い」と「う」を自然な形で発音してみましょう．どこがどのように動いていましたか？　「い」は，舌がやや前方に出て，しかも側方に広がるような動きをしていませんか？　「う」は，舌がほぼ所定の位置に戻り，今度は口唇がすぼまるようになります．すなわち，この二つの母音はよく似ている形態で発音されています．

　「え」や「お」も自身の口で確認してみましょう．これらも同じような状態で発音されていますが，舌と口唇の動きが微妙に違うのが分かると思います．「あ」だけは，口をやや大きく開いて，舌や口唇はそんなに関与していないようです．

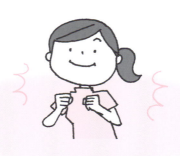

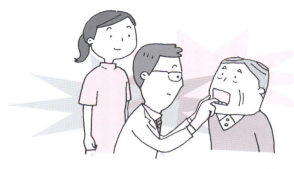

　母音だけみると,「舌」「口唇」「下顎」の位置と状態が関与していることが分かります.すなわち,「内舌筋」「外舌筋」「口輪筋」「開口筋群」が主役であると言えます.ただし,意識して強い口調を作るときは,これらに加えて口角部を動かす「口角下制筋」や「頬筋」なども関与します.

　子音ではどうでしょうか.子音は,一般的に構音部位から「両唇音」「唇歯音」「歯音」「歯茎音」「硬口蓋音」「軟口蓋音」「咽頭音」に分けられ,音の出し方から「破裂音」「鼻音」「摩擦音」「破擦音」「弾音」に分けられます.口腔機能という観点からは,音声あるいは言語の分類よりも口腔周囲のどの組織や器官が関与しているかの方が重要です.

　まず下顎が上下することに着目すると,「開口筋群」と「閉口筋群」が関与します.「開口筋群」は,「舌骨上筋群」のうち「顎舌骨筋」「オトガイ舌骨筋」「顎二腹筋前腹」が開口時に収縮して下顎骨を下方に誘導(開口)します.下顎を上方に誘導する(閉口)のは,「咬筋」と「内側翼突筋」「側頭筋」の収縮によります.

　下顎の前後運動には,「外側翼突筋」と「咬筋前腹」が前方誘導し,後方へ戻すのは,「側頭筋」や「顎二腹筋」が関与するとされています(*p33〜36*・図2〜4,*p52*・表1,*p53*・表2).

発音(構音)

舌の運動に関わる筋は，舌の位置を制御する「外舌筋（群）」と舌の形を変える「内舌筋（群）」があります．「外舌筋（群）」には，下顎骨オトガイ部内側の「オトガイ棘」から舌に至る「オトガイ舌筋」「舌骨」から舌に至る「舌骨舌筋」，側頭骨茎状突起から舌に至る「茎突舌筋」，口蓋から舌に至る「口蓋舌筋」，咽頭から舌に至る「咽頭舌筋」などがあります．また，「内舌筋（群）」には，「上縦舌筋」「下縦舌筋」「横舌筋」「垂直舌筋」があります（*p.39*・図7，*p.40*・図8，*p.54*・表4）．

Check 問題

| 1 | 母音の発音に関与する筋は？ |
| 2 | 舌の運動にかかわる筋は？ |

2　鼻咽腔閉鎖機能

　明瞭な発音（構音）には，「鼻咽腔閉鎖機能」がとても大きな役割を担っています．

　「軟口蓋」は「口蓋帆張筋」と「口蓋帆挙筋」で形成されており，

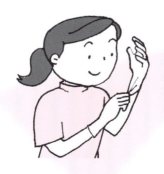

「口蓋帆挙筋」が上方に挙上させることと咽頭後壁が持ち上がることにより鼻咽腔が閉鎖されます．この機能は，「摂食嚥下機能」においても重要な役割を担うこともよく知られています．オーラルディアドコキネシスを行うことで，「鼻咽腔閉鎖機能」を確認することができます．

　構音にかかわる筋と，呼気との調和が適切に行われなければ，ことばを明瞭に聞き取ることはできません．「パ」「タ」「カ」「ラ」の発音訓練やブローイング，ボタンプルなどを繰り返すことで改善されることも多いようです．これらは，発音（構音）と嚥下運動との関連を考えるうえでも重要です（p42 **図 10**, p56・**表 7**）．

Check 問題

1	鼻咽腔閉鎖機能を行う筋は？

ME メ モ MO オーラルディアドコキネシス （Oral diadochokinesis）

　Diadochokinesis とは，diadochos（連続性），kinesis（運動）というギリシャ語からの造語です．1902 年に Babinski が，「一つ一つの基本動作は正常であるが，それを続けてすみやかに行う機能が障害されている状態」としています[27]．小脳症候の診断に用いられるもので，手足を曲げたり伸ばしたりする運動を速い速度で繰り返し行える能力とされています．

　その小脳性疾患の一つとして，「構音障害[28]」があります．小脳は構音の空間的調節と時間的調節を制御すると考えられています．日本語の構音障害の音響分析を利用した失調性構音の話し言葉の音の定量的評価として，「パ…」などの短音節の反復繰り返し検査（oral diadochokinesis）があります．

発音（構音）

言語療法

先天的障害，口蓋裂手術後，口腔－咽頭領域の手術後の器質的障害などによる「話し言葉の不明瞭」を改善するために行れます．診査には，「聴覚的判定」「鼻息鏡検査」「空気力学的検査」「X線造影検査」などがあります．医師と言語聴覚士（ST）による検査や診断により，開鼻声を含む異常構音を訓練することで改善する治療法をいいます．

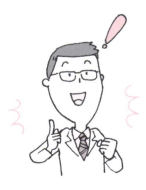

筋の不具合についての研究

> **コラム**

咀嚼筋, 表情筋の機能不全による疾患には, 未だにメカニズムが十分に理解されていないものも多くあります. このうち, ここでは特に注目されている口腔機能にも関連する神経・筋疾患として, ジストニアおよびサルコペニアなどについて述べていきます.

1 ジストニアとジスキネジア

1) ジストニアとは

ジストニア (dystonia) は中枢性の持続的な筋緊張を特徴とする, 不随意な運動異常症です. 「持続的な筋収縮を呈する症候群であり, しばしば捻転性・反復性の運動, または異常な姿勢をきたす」と定義されます. 顔面部のジストニアには, 片側顔面痙攣, 眼瞼痙攣, 斜頸などがあり, 全身のジストニアの 30% ともいわれ, 決して稀ではありません. ジストニアは 10 万人に 15 〜 20 人の発症頻度で, 顎関節症や精神疾患と診断されて見逃されていることもあります.

顎運動に関連して現れる顎口腔ジストニア (oromandibular dystonia) には, ①無意識に口が閉じる閉口ジストニア (jaw closing dystonia), ②開いてしまう開口ジストニア (jaw opening dystonia), ③舌が突出する舌前突ジストニア (tongue protrusion dystonia), ④下顎が偏位する顎偏位ジストニア (jaw deviation dystonia), ⑤前へ出る顎前突ジストニア (jaw protrusion

COLUMN：筋の不具合についての研究　25

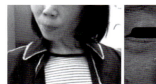
斜傾

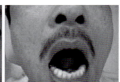
眼瞼痙攣

開口ジストニア

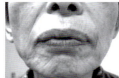
閉口ジストニア

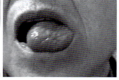
舌前突ジストニア

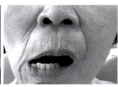
顎偏位ジストニア

図20 顎運動に関連して現れる顎口腔ジストニア（oromandibular dystonia）

dystonia）などがあります（**図20**）．

2）ジストニアの病態と臨床的特徴

　ジストニアの臨床的特徴は，①定型性（stereotypy：無意識の開口運動など患者により症状が一定），②特異性（task specificity：口をすぼめるなどの特定動作で症状が出現する），③感覚トリック（sensory trick：顔を軽く触れるなど特定の感覚刺激によって症状が軽減），④オーバーフロー現象（overflow phenomenon：ある動作の際に不必要な筋が不随意に収縮する），⑤早朝効果vmorning benefit：起床時に症状が軽い）などがあります．

3）ジストニアの治療

　①ボツリヌス治療（局所性ジストニアでは第一選択），②内服治療（L-DOPA），③外科治療（罹患範囲の広い全身性ジストニアでは定位脳手術深部脳刺激術：deep brain stimulationが適応となる）があります．

2 ジスキネジア

　口の領域のジスキネジア（口部ジスキネジア，口舌ジスキネジア）は舌，唇，下顎などにみられます．何かを食べているようなモグモグ，ペロペロ

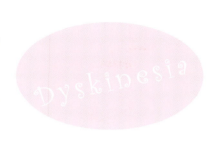

とした動作を繰り返す不随意運動です．抗精神病剤や制吐剤などのドパミン拮抗剤，パーキンソン病治療薬などのドパミン作動剤，スルピリドなどの長期内服によって生じる薬剤性ジスキネジアが多くみられます．

3 フレイルとサルコペニア

1）サルコペニアとは

　サルコペニアとは，老化による筋量と筋力低下に伴う身体機能の低下を示します．世界のサルコペニアの有病率は，欧米諸国では男性 31 ～ 85％，女性 20 ～ 45％ と報告されています．

　日本での長期縦断疫学研究では，65歳以上男性の 9.6％，女性の 7.7％ がサルコペニアであり，男性は年代の上昇とサルコペニアの有病率に有意な関連が報告されています．サルコペニアは四肢の筋力低下を招き，放置すれば要介護となる可能性が高くなります．急速に進む高齢者人口の増加に伴うサルコペニアの諸問題は，そのまま健康寿命に大きく寄与する要素といえるでしょう．

　予備力が低下して身体機能障害に陥りやすい状態を，フレイルとよびます．フレイルは，健康な状態と要介護状態（日常生活でサポートが必要な状態）の中間の状態として提唱されています．

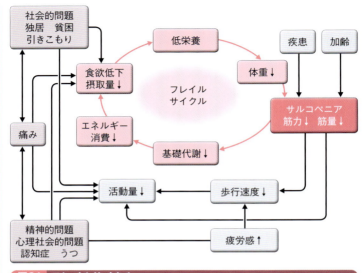

図21 フレイルサイクル

フレイルに関わる負のスパイラルには機能的な問題だけでなく，心理社会的因子，痛みも加わるであろう．この負のスパイラルを断ち切ることがサルコペニアの予防，治療につながる．

フレイルの状態に何らかの誘因でサルコペニアが生じると考えられています（図21）．

2）サルコペニアの危険因子

　筋萎縮を病態とするサルコペニアですが，単なる廃用萎縮とは異なり，運動療法はその予防，治療にはつながらないことが明らかになっています．また抗重力筋，遅筋（type Ⅰ）よりも速筋（type Ⅱ）が萎縮しやすいこともわかっています．サルコペニア・フレイルの発生機序はまだ不明な点が多く，現在のところ危険因子としては，低栄養，廃用，侵襲などが考えられています．

　低栄養は特に重要で，必須アミノ酸の摂取不足から筋肉が減少

すると考えられます．血中ビタミンD濃度の低下も筋肉減少と相関しています．筋力低下，疾患，意欲の減退などで活動性は低下し，廃用が進むと考えられます．

　日本での長期縦断疫学研究では，筋量減少では，栄養素摂取量ではエネルギー摂取量，たんぱく質摂取量が少ないこと，特に筋肉合成関連アミノ酸であるバリン，アルギニンの摂取量が少ないことが危険因子でした．一方でビタミンDとの関連は認められませんでした．また喫煙や治療中の疾患との関連はなく，自覚健康度が悪いことが危険因子となっていました．心理学的指標では抑うつが高いことが危険因子になっていましたが，認知機能との関連はなかったと報告されています．サルコペニアの研究は緒についたところであり，今後のさらなる報告が待たれます．

3）摂食嚥下機能とサルコペニア

　全身性のサルコペニアは，摂食嚥下障害の独立した危険因子でもあります．また，口腔領域の筋群にも四肢同様に筋力低下が生じます．その結果，摂食嚥下機能の低下や咀嚼機能不全を伴い，低栄養を招きます．オーラルフレイル，オーラルサルコペニアの概念はサルコペニア全般の重要なキーワードになると期待されます．

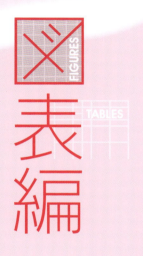

図表編

FIGURES

TABLES

Oral Functions & Muscles

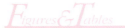

図1 顎の運動と咀嚼周期（藤村，2017.[1]） →p9,14

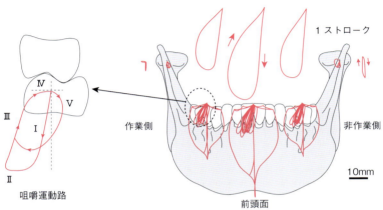

　前方から動きをみると，直線的な単純な上下運動ではないことがわかる．
　図の咀嚼運動路では5相の経路が示されている．作業側へやや偏位した直線的な開口（第1相）に続いて，さらに外方へ偏位し（第2相），そこから斜めに閉口していく経路（第3相）をとる[2]．閉口によって最初に歯が接触するのが咬頭嵌合位ならば3相の咀嚼経路になる．閉口によって最初に歯が接触するのが咬頭嵌合位とは限らない．側方位（作業側）で接触し咬頭嵌合位に向かって接触滑走する第4相，咬頭嵌合位からさらに非作業側方向へと接触滑走する第5相が生ずることがある．

図2-1 舌骨上筋群（小出ほか，2004.[4]）を一部改変）→p9,21

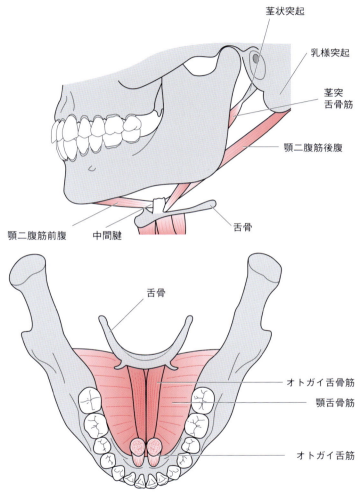

オトガイ舌骨筋，顎舌骨筋を示すためにオトガイ舌筋は切断されている．

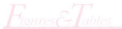

図2-2 舌骨上筋群 (佐藤ほか, 2004.[51]) →p9,21

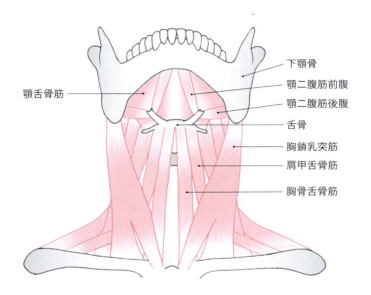

顎舌骨筋

下顎骨
顎二腹筋前腹
顎二腹筋後腹
舌骨
胸鎖乳突筋
肩甲舌骨筋
胸骨舌骨筋

図3　下顎骨に付着するおもな筋 →p9,21

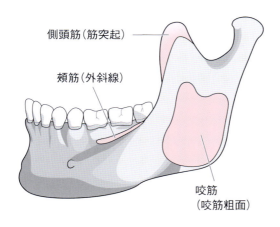

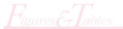

図4 咀嚼筋 （高橋ほか編，1990.[6]を参考に作成） →p9, 21

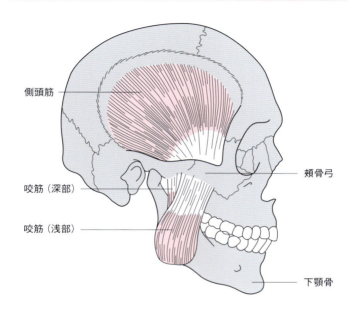

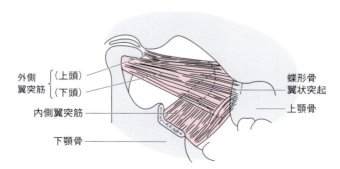

頬骨弓を切断すると側頭筋の停止部（筋突起）がみえる．
頬骨弓と下顎骨筋突起は切断されている．

図5 頬筋と口輪筋 （上條，1978.[8] を一部改変） →p10

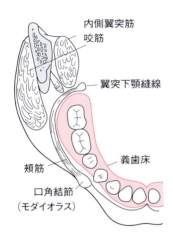

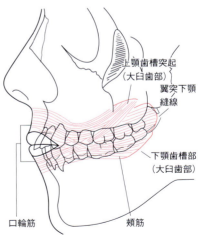

Figures & Tables

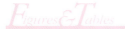

図6 咀嚼時の頬および舌の動き (井出, 2009.[3]を一部改変) →p10

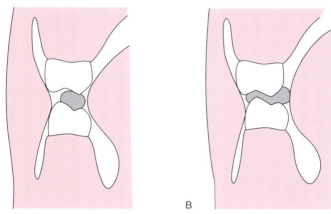

A B

舌によって臼歯部に運ばれた(移送された)食物は頬と舌により臼歯部咬合面に保持される.咀嚼中に口腔前庭や口腔底に移動した食物は頬と舌により臼歯部咬合面に再び載せられ保持される.嚥下が可能になる状態まで咀嚼が繰り返される.咀嚼中に食物は唾液と混和される.

図7 外舌筋と咽頭筋 →p11,14,22

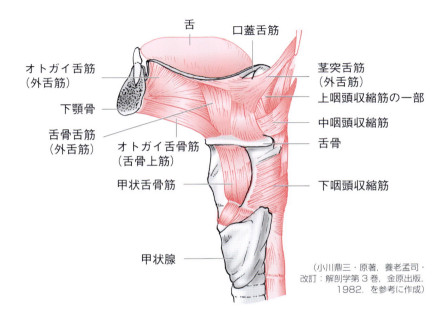

(小川鼎三・原著, 養老孟司・改訂：解剖学第3巻, 金原出版, 1982. を参考に作成)

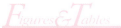

図8 内舌筋とその周辺の筋 (天野, 2009.[91]) →p11,14,22

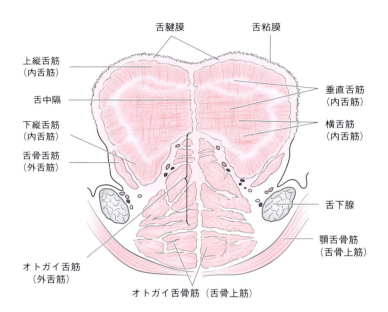

図9 咀嚼時の舌運動 [10, 11] →p13

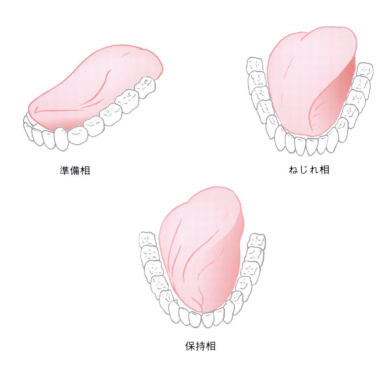

準備相

ねじれ相

保持相

図10 口蓋筋 →p14,23

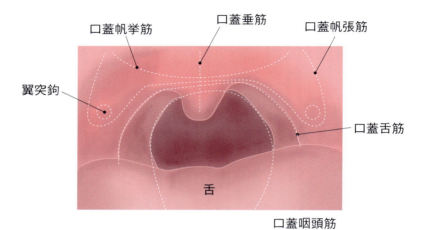

図11 舌骨下筋群 →p14

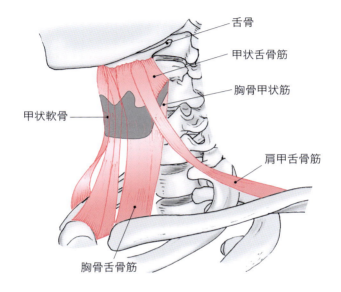

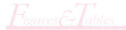

図12 咽頭筋 (阿部, 2014.[14]) →p15

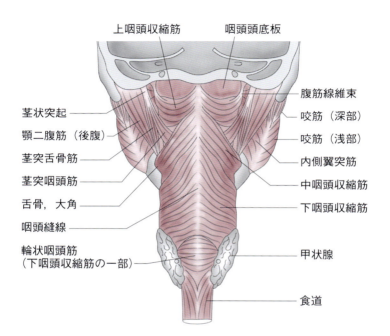

図13 喉頭の構造と喉頭筋 →p15

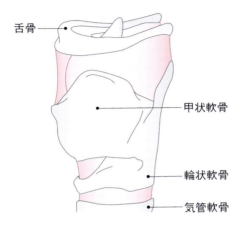

- 舌骨
- 甲状軟骨
- 輪状軟骨
- 気管軟骨

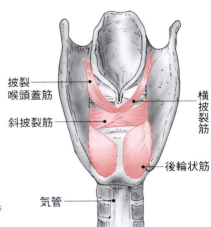

- 披裂喉頭蓋筋
- 斜披裂筋
- 横披裂筋
- 後輪状筋
- 気管

(Werner Spalteholz：Handatlas der Anatomie des Menschen, 1903. を参考に作成)

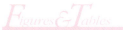

図14 食塊形成 →p16

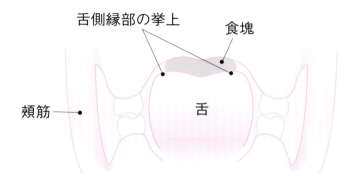

図15 嚥下の開始（固体）(山田, 2014.[18] を参考に作成)　→p16

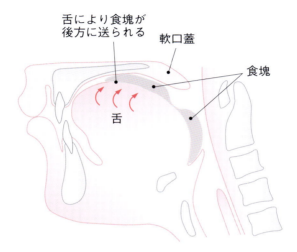

図16 嚥下の準備（液体）(山田, 2014.[18], を参考に作成) →p16

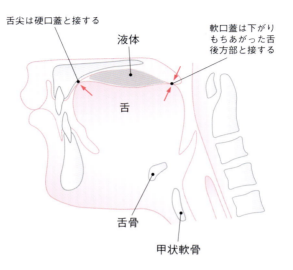

図17 下顎骨の保持・固定 (毛束, 2013.[21]) →p16

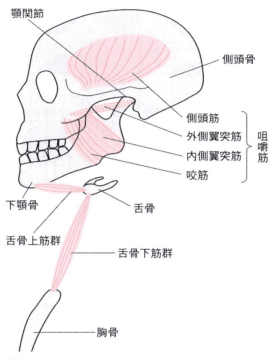

①閉口筋が収縮→下顎を挙上固定
②舌骨上筋群が収縮→舌骨を挙上

図18 喉頭口閉鎖（山田, 2014.[18] を参考に作成） →p17,18

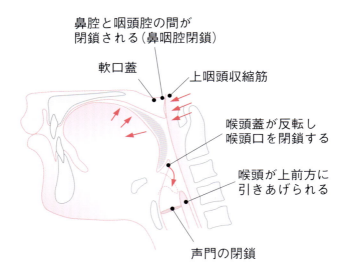

図19　摂食嚥下運動のステージとイベント →p18

嚥下運動				
4期モデル（命令嚥下）	準備期	口腔期	咽頭期	食道期
プロセスモデル（摂食嚥下）	Stage I transport（口腔内輸送期）／Processing（咀嚼）	→ Stage II transport（咽頭への輸送期）	咽頭期	食道期
食塊の位置	口腔		咽頭	食道
発生イベント	補食 → 咀嚼 → 食塊形成（第1相～第5相）	舌運動（絞り込み運動）／食塊の送り込み	咽頭輸送 → 食塊（咽頭）集積 ／ 下顎骨の保持・固定 ／ 軟口蓋の挙上・後鼻棘の隆起（鼻咽腔閉鎖） ／ 舌背の挙上・口腔・咽頭遮断 ／ 舌根前方位・咽頭拡大 ／ 喉頭挙上・喉頭口閉鎖 ／ 喉頭蓋反転・声門閉鎖無呼吸級 ／ 声門閉鎖・下咽頭部開大 ／ 咽頭収縮	食道入口部開大 ／ 通過後収縮 ／ 食道期
筋活動	口輪筋・頬筋／舌筋・咀嚼筋・舌骨上筋群	舌筋／口蓋筋	咀嚼筋／口蓋筋・咽頭筋・舌筋／舌骨上筋群／舌骨下筋群／喉頭筋／喉頭筋・咽頭筋	喉頭筋／食道筋

Figures & Tables　51

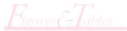

表1　舌骨上筋（群） →p9,14,21

筋の名	起始，停止	作用
顎二腹筋	後腹は側頭骨の乳突切痕と中間腱をむすび，前腹は下顎骨の二腹筋窩と中間腱をむすび，中間腱は舌骨体外側部に支持される．	舌骨下筋の緊張で舌骨を固定したときには下顎骨を引き下げ，口を開ける．下顎骨を固定したときには舌骨を引き上げる．
茎突舌骨筋	側頭骨の茎状突起から起こり，舌骨大角につく．	舌骨を後上方に引く．
顎舌骨筋	下顎骨の顎舌骨筋線から起こり，舌骨体と正中の縫線につく．	下顎骨を固定したときには舌骨を引き上げ，口腔底を上げる．舌骨を固定すれば下顎骨を引き下げ，口を開ける．
オトガイ舌骨筋	下顎骨のオトガイ棘から起こり，舌骨体の前面につく．	下顎骨を固定したときには舌骨を引き上げる．舌骨を固定したときには下顎骨を引き下げる．

下顎骨の固定は咀嚼筋によって行われる．喉頭上端の上方にある舌骨は他の骨とはつながっていない．舌骨を固定して下顎骨を引き下げるときには舌骨下筋（群）によって舌骨が固定される．
オトガイ舌骨筋の作用は「下顎骨固定時に舌骨を前方に引く」「舌骨固定時に下顎骨を後方に引く」とするものもある[3]．

表2　咀嚼筋 →p9,21

筋の名	起始，停止	作用
咬筋	浅部は頬骨弓の前2/3の下縁と内面から，深部は頬骨弓の後2/3の下縁から起こり，下顎角の外面で浅部は咬筋粗面の下部，深部はその上方につく．	下顎骨を引き上げる．
側頭筋	側頭窩と側頭筋膜から起こり，下顎骨の筋突起を囲んでつく．	下顎骨を引き上げる．後部は下顎骨を後方に引く．
外側翼突筋	上頭（上部）は蝶形骨大翼の側頭下稜から，下頭（下部）は蝶形骨翼状突起外側板から起こり，下顎骨関節突起にある翼突筋窩につき，一部は関節円板，関節包につく．	下顎骨を前方または側方に動かす．片側が働けば下顎骨の前部は対側に動く．両側に働けば下顎骨全体が前方に動く．
内側翼突筋	蝶形骨翼状突起の翼突窩と上顎骨の一部から起こり，下顎角内面の翼突筋粗面につく．	下顎骨を引き上げる．

表3　口輪筋と頬筋 →p10

筋の名前	起始，停止	作用
口輪筋	口唇のなかにあり口裂をとりまく．頬筋などの周囲の筋束が加わる．	口を閉じる．口を尖らせる．
頬筋	上下顎臼歯部の歯槽部外面，下顎骨の頬筋稜，翼突下顎縫線から起こり，上唇，下唇に入り，口輪筋の大部分をつくる．	頬壁を支え，歯列に押しつける．開口時は弛緩し，閉口とともに収縮する．口腔前庭の食物を追い出す．空気を急に，または強く吹きだす．口角を外後方に引く．

翼突下顎縫線は，蝶形骨の翼突鈎と下顎骨の頬筋稜の後端を結ぶ．

Figures & Tables

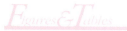

表4 舌筋 →p11,14,22

■外舌筋

筋の名前	走行	作用
オトガイ舌筋	下顎骨オトガイ棘から起こり，扇状にひろがり，舌尖から舌根までの舌背に達する．	舌を前方に突出させる．舌体中央部を下方に引く．
舌骨舌筋	舌骨から起こり，オトガイ舌筋の外側を通って舌に入り舌背に達する．	舌を後方に引く．舌の側縁を下方に引く．
茎突舌筋	側頭骨茎状突起から起こり，舌骨舌筋の外側で舌縁に沿って進み舌尖に達する．	舌を後方に引く．舌背を高める．

上記の三筋が一側だけ働けば舌を外側に曲げる．

■内舌筋

筋の名前	走行	作用
上縦舌筋	舌背の粘膜下を縦走し，舌根から舌尖に至る．	舌を前後方向に短縮させ，舌尖と側面を上方に巻き上げる．
下縦舌筋	舌の下面近くを縦走し，舌根より舌尖に至る．	舌を前後方向に短縮させ，舌尖を下方に巻く．
横舌筋	舌中隔に起始し，横走して，舌の側縁に至る．	舌を狭くし延長させる．
垂直舌筋	舌の下面と背面との間を上下に走る．	舌を平らにし広げる．

表5 咀嚼時の舌運動 [10, 11] →p13

第1相（準備相）	安静状態から食物を舌背に集めるために樋状になる.
第2相（ねじれ相）	食物を集めた舌前部が，歯の舌側面に舌背が面するように片側にねじれる. 舌のねじれにより下顎臼歯咬合面に食物がのせられる.
第3相（保持相）	舌はねじれたまま，咬合面の食物が内側に落ちないように舌背が歯の内側面を押しつける. 咬合面に食物を保持するため舌と頬筋が協働する.
第4相（選別相）	1サイクルの咀嚼運動が終わり，上下顎の歯が離れると，頬が内側に膨らみ食物を口腔，舌に押しやる. 舌運動により咀嚼がさらに必要な食物を咬合面にのせ，十分に咀嚼された食物は舌の外縁部にのせられる.
第5相（食塊形成期）	舌が交互運動を行って食物と唾液を混ぜ合わせ，嚥下が可能となる食塊をつくる.

表6　舌骨下筋 →p14

筋の名	起始，停止	作用
胸骨舌骨筋	胸骨柄，鎖骨から起こり，舌骨につく．	舌骨を引き下げる．
肩甲舌骨筋	肩甲骨上縁から起こり，舌骨につく．	舌骨を下後方に引く．
胸骨甲状筋	胸骨柄，第1肋骨から起こり，甲状軟骨につく．	甲状軟骨を引き下げる．
甲状舌骨筋	甲状軟骨から起こり，舌骨につく．	舌骨固定時：甲状軟骨を引き上げる． 甲状軟骨固定時：舌骨を引き下げる．

表7　軟口蓋の筋群 →p14, 23

筋の名	起始，停止	作用
口蓋帆張筋	蝶形骨の船状窩から起こり，軟口蓋の口蓋腱膜につく．	軟口蓋を緊張させる．
口蓋帆挙筋	側頭骨岩様部の下面から起こり，軟口蓋の口蓋腱膜につく．	軟口蓋を引き上げる．
口蓋垂筋	後鼻棘，口蓋腱膜から起こり，口蓋垂の内部につく．	口蓋垂を短くする．
口蓋舌筋	舌側縁から起こり，軟口蓋につく．	口峡を狭くする．
口蓋咽頭筋	軟口蓋，翼突鉤から起こり，咽頭壁につく．	口峡を狭くする．

表8 咽頭の筋群 →p15

筋の名	起始, 停止	作用
茎突咽頭筋	側頭骨の茎状突起から起こり, 咽頭の粘膜下組織, 喉頭蓋, 甲状軟骨につく.	咽頭を引き上げる.
耳管咽頭筋	耳管軟骨から起こり, 咽頭後壁, 外側壁につく.	咽頭を引き上げる.
上咽頭収縮筋	翼突咽頭部は翼状突起, 頬咽頭部は翼突下顎縫線, 顎咽頭部は顎舌骨筋線, 舌咽頭部は横舌筋から起こり, 咽頭縫線につく.	咽頭腔を狭くする.
中咽頭収縮筋	舌骨から起こり, 咽頭縫線につく.	咽頭腔を狭くする.
下咽頭収縮筋	甲状軟骨, 輪状軟骨から起こり, 咽頭縫線につく.	咽頭腔を狭くする.

Figures & Tables

表9 喉頭の筋群 →p15

筋の名	起始, 停止	作用
披裂喉頭蓋筋	披裂軟骨から起こり, 喉頭蓋につく.	喉頭口を狭くする.
甲状喉頭蓋筋	甲状軟骨内側面から起こり, 喉頭蓋軟骨外側面, 披裂喉頭蓋ひだにつく.	喉頭口を狭くする.
斜披裂筋	披裂軟骨筋突起から起こり, 反対側の披裂軟骨尖につく.	声門を狭くし閉鎖する.
横披裂筋	披裂軟骨筋から起こり, 反対側の披裂軟骨につく.	声門を狭くし閉鎖する.
外側輪状披裂筋	輪状軟骨上縁から起こり, 披裂軟骨筋突起につく.	声門を狭める.
甲状披裂筋	甲状軟骨内側面から起こり, 披裂軟骨につく.	声帯を弛緩させ, 声門を狭くする.
後輪状披裂筋	輪状軟骨上縁から起こり, 披裂軟骨筋突起につく.	声門を開く.
声帯筋	披裂軟骨筋から起こり, 反対側の披裂軟骨につく.	声帯ヒダの緊張度を変える.
輪状甲状筋	輪状軟骨側面から起こり, 甲状軟骨下縁につく.	声帯の緊張度を増加させる.

文　献

1) 藤村哲也：顎運動とは．よくわかる顎口腔機能．日本顎口腔機能学会編，医歯薬出版，東京，22-23，2017.

2) 日本補綴歯科学会編：咀嚼運動路．歯科補綴学専門用語集，第4版，医歯薬出版，東京，65-66，2015.

3) 井出吉信：摂食・嚥下障害を理解するための解剖．歯科学報，109：324-330，2009.

4) 小出　馨，佐藤利英：舌骨上筋群の機能．補綴臨床別冊2004 チェアサイドで行う顎機能診査のための基本　機能解剖，医歯薬出版，東京，44-50，2004.

5) 佐藤利英，小出　馨：舌骨下筋群の機能．補綴臨床別冊2004 チェアサイドで行う顎機能診査のための基本　機能解剖，医歯薬出版，東京，56-60，2004.

6) 高橋和人，野坂洋一郎編：口腔の解剖．南山堂，東京，159-163，1990.

7) 森本俊文：顎運動．基礎歯科生理学，第6版，森本俊文，山田好秋，二ノ宮裕三，岩田幸一編，医歯薬出版，東京，304-319，2015.

8) 上條雍彦：口腔解剖学　第2巻　筋学．第11版，アナトーム社，東京，370，1978.

9) 天野　修：消化器系．口腔解剖学，第2版，脇田稔，山下靖雄監修，医歯薬出版，東京，118，2009.

10) Abd-El-Malek S：The part played by the tongue in mastication and deglutition. J Anat, 80：250-254, 1955.

11) 森本俊文，増田裕次：舌運動．基礎歯科生理学，第6版，森本俊文，山田好秋，二ノ宮裕三，岩田幸一編，医歯薬出版，東京，320-323，2015.

12) 舘村　卓，尾島麻希，野原幹司，和田　健：摂食・嚥下活動における鼻咽腔閉鎖機能の調節 − 咀嚼運動を模した舌変位時の方向と口蓋舌筋活動の関係−．日摂食嚥下リハ会誌，7：41-46，2003.

13) 松尾浩一郎，目谷浩通，Mays KA，Palmer JB：摂食中における軟口蓋の動きと下顎運動の連動性の検討．日摂食嚥下リハ会誌，12：20-30，2008.

14) 阿部伸一：基本のきほん摂食嚥下の機能解剖．医歯薬出版，東京，2014.

15) 日本老年歯科医学会：老年歯科医学用語辞典．第2版，医歯薬出版，東京，31，2016.

16) 山田好秋：嚥下．基礎歯科生理学，第5版，森本俊文，山田好秋編，医歯薬出版，東京，384，2009.

17) 北村清一郎：臨床家のための口腔顎顔面解剖アトラス．医歯薬出版，東京，37，2009.

18) 山田好秋：よく分かる摂食・嚥下のメカニズム．第2版，医歯薬出版，東京，96-98，2013.

19) 松尾浩一郎：摂食・嚥下リハビリテーションの全体像．日本摂食・嚥下リハビリテーション学会編，医歯薬出版，東京，45，2010.

20) 山田好秋：摂食嚥下の概要．摂食嚥下リハビリテーション第3版，才藤栄一，植田耕一郎監修，医歯薬出版，東京，68，2016.

21) 毛束真知子：絵でわかる言語障害．第2版，Gakken，東京，27，2013.

22）北村清一郎：臨床家のための口腔顎顔面解剖アトラス．医歯薬出版，東京，55，2009.

23）Standring S：Gray's Anatomy. 40th Ed.Elsevier Churchill L ivingstone, Edinburgh, 568-575, 2008.

24）山田好秋：よく分かる摂食・嚥下のメカニズム．第2版，医歯薬出版，東京，90，2013.

25）下堂薗恵：日本摂食・嚥下リハビリテーション学会eラーニング対応 第1分野摂食・嚥下リハビリテーションの全体像．医歯薬出版，東京，37，2010.

26）上条雍彦：小口腔解剖学．アナトーム社，東京，151，1969.

27）三苫博：小脳症候の病態生理．臨床神経学，49（7）：401-406，2009.

28）生井友紀子：小脳と構音障害（シンポジウム），臨床神経学，52（11）：997-1000，2012

29）梶龍児編：ジストニアのすべて―最新の治療指針．第1版，診断と治療社，東京，2013.

30）下方浩史ほか：フレイル・サルコペニアの長期縦断疫学研究．体力科学，66（2）：33-142，2017．DOI：10．7600/jspfsm．66．133

31）森 隆志：サルコペニアの摂食嚥下障害．日静脈経腸栄会誌，3（14）：949-954，2016.

32）Fried PL, et al.：Frailty in Older Adults：Evidence for a Phenotype. Journal of Gerontology：MEDICAL SCIENCES, 56（3）：146-156, 2001.

索引

あ

味わい　8

い

咽頭　14,57
咽頭音　21
咽頭期　15,16,18
咽頭筋　14,39,44
咽頭舌筋　22

え

嚥下　8,14,47
嚥下運動　15

お

横舌筋　13,14,22,40,54
横披裂筋　45,58
オーバーフロー現象　26
オーラルサルコペニア　29
オーラルディアドコキネシ
　ス　23
オーラルフレイル　29
送り込み　16
オトガイ棘　22,35
オトガイ舌筋
　13,16,22,33,54
オトガイ舌骨筋
　9,21,33,52

か

開口運動　11
開口筋群　21
開口相　9
外斜線　35
外舌筋　11,14,21,22,39,54
外側翼突筋
　9,21,35,36,53
外側輪状披裂筋　58
下咽頭収縮筋　15,57
下顎骨　35,36,49
顎口腔ジストニア　25
顎舌骨筋　9,21,33,52

顎前突ジストニア　25
顎二腹筋　9,21,33,52
顎偏位ジストニア　25
下縦舌筋　14,22,40,54
感覚トリック　26
顔面筋　10

き

気管　45
起始　10
臼磨　8
頬筋　10,21,35,37,53
頬骨弓　36
胸骨甲状筋　43,56
胸骨舌骨筋　43,56
筋突起　35

け

茎状突起　33
茎突咽頭筋　14,57
茎突舌筋　22,54
茎突舌骨筋　9,33,52
肩甲舌骨筋　43,56
言語療法　24

こ

構音　20
構音障害　23
口蓋咽頭筋　14,42,56
口蓋筋　14,42
口蓋垂筋　14,17,42,56
口蓋舌筋　14,22,42,56
口蓋帆挙筋　14,22,42,56
口蓋帆張筋　14,22,42,56
口角下制筋　21
口角結節　10
口峡　16
咬筋　9,21,35,36,53
咬筋粗面　35
口腔期　15,16,18
口腔前庭　10
硬口蓋　16
硬口蓋音　21

咬合相　9
咬合面　10
甲状喉頭蓋筋　58
甲状舌骨筋　43
甲状舌骨筋　56
甲状腺　39
甲状軟骨　17
甲状披裂筋　58
咬断　8
喉頭　14,45,58
喉頭蓋　17
喉頭蓋谷　16
咬頭嵌合位　9,32
喉頭筋　15,45
喉頭原音　17
喉頭口閉鎖　17
喉頭口閉鎖　50
口輪筋　10,21,37,53
後輪上筋　45
後輪状披裂筋　58
骨格筋　10

さ

作業側　9,32
サルコペニア　27

し

子音　21
歯音　21
耳管咽頭筋　14,57
歯茎音　21
ジスキネジア　27
ジストニア　25
斜披裂筋　45,58
準備期　8,15,8
準備相　41,55
上咽頭収縮筋　15,57
上顎骨　36
上縦舌筋　14,22,40,54
食道括約筋　18
食道期　15,18
食道入口部　18
食塊形成　46

61

食塊形成期　　55
心筋　　10
唇歯音　　21

す

垂直舌筋　　13,14,22,40,54

せ

声帯　　17
声帯筋　　58
声門　　50
舌　　12
舌運動　　55
舌下腺　　40
舌筋　　11,14,54
舌骨　　9,14,22,39
舌骨下筋群　　43,56
舌骨筋群　　14
舌骨上筋群　　9,21,33,52
舌骨舌筋　　54
摂食嚥下　　8,23
舌尖　　13
舌前突ジストニア　　25
先行期　　15,18
選別相　　55
前方運動　　12

そ

早朝効果　　26
側頭筋　　9,21,35,36,53
側方運動　　12
咀嚼　　8
咀嚼運動　　11
咀嚼期　　8
咀嚼筋　　9,36,53
咀嚼周期　　9,32
咀嚼側　　9
咀嚼能力　　8

た

弾音　　21

ち

中咽頭収縮筋　　15,57
中間腱　　33
蝶形骨　　36

て

低栄養　　28
停止　　10

な

内舌筋　　11,14,21,22,40,54
内側翼突筋
　　9,21,35,36,53
軟口蓋　　13,22,56
軟口蓋音　　21

に

二腹筋窩　　35
乳用突起　　33

ね

ねじれ相　　41,55

は

破擦音　　21
発音　　20
パッサーバン隆起　　17
破裂音　　21

ひ

鼻咽腔閉鎖　　17,23,50
鼻音　　21
非作業側　　9
非咀嚼側　　9
必須アミノ酸　　28
表情筋　　10
披裂喉頭蓋筋　　45,58

ふ

フレイル　　27
フレイルサイクル　　28
プロセスモデル　　18

へ

平滑筋　　10
閉口運動　　11
閉口筋群　　21
閉口ジストニア　　25
閉口相　　9
平衡側　　9

ほ

母音　　21
保持相　　41,55
捕食　　8
ボツリヌス治療　　26

ま

摩擦音　　21

み

味蕾　　8

め

命令嚥下　　16

も

モダイオラス　　10

よ

翼突筋窩　　35
翼突筋粗面　　35

り

梨状陥凹（梨状窩）　　18
両唇音　　21
輪状甲状筋　　58

数字・欧文

4期モデル　　51
5期モデル　　8,18
L-DOPA　　26
processing　　18
stage Ⅰ transport　　18
stage Ⅱ transport　　16,18

【編著者略歴】

森戸　光彦
もりと　みつひこ

1971 年	東京医科歯科大学歯学部卒業
1971 年	鶴見（女子）大学歯学部助手（歯科補綴学）
1976 年	鶴見大学歯学部講師
1985 年	鶴見大学歯学部助教授
1996 年	鶴見大学歯学部教授（高齢者歯科学）
2013 年	鶴見大学名誉教授

やさしくわかる 口腔の機能と筋
咀嚼・嚥下・発音のメカニズム　　　　ISBN978-4-263-44521-1

2018 年 4 月 10 日　第1版第1刷発行
2023 年 1 月 20 日　第1版第2刷発行

編著者　森　戸　光　彦
発行者　白　石　泰　夫
発行所　医歯薬出版株式会社

〒113-8612 東京都文京区本駒込 1-7-10
TEL. (03) 5395-7638(編集)・7630(販売)
FAX. (03) 5395-7639(編集)・7633(販売)
https://www.ishiyaku.co.jp/
郵便振替番号 00190-5-13816

乱丁，落丁の際はお取り替えいたします．　　　印刷・木元省美堂／製本・愛千製本所
ⓒIshiyaku Publishers, Inc., 2018. Printed in Japan

本書の複製権・翻訳権・翻案権・上映権・譲渡権・貸与権・公衆送信権（送信可能化権を含む）・口述権は，医歯薬出版㈱が保有します．
本書を無断で複製する行為（コピー，スキャン，デジタルデータ化など）は，「私的使用のための複製」などの著作権法上の限られた例外を除き禁じられています．また私的使用に該当する場合であっても，請負業者等の第三者に依頼し上記の行為を行うことは違法となります．

|JCOPY|＜出版者著作権管理機構 委託出版物＞
本書をコピーやスキャン等により複製される場合は，そのつど事前に出版者著作権管理機構（電話 03-5244-5088，FAX 03-5244-5089，e-mail：info@jcopy.or.jp）の許諾を得てください．